Jude Joset

Principes de guérison divine

Jude Joset

Principes de guérison divine

Guérir le corps divin par l'âme

Éditions Croix du Salut

Cover image: www.ingimage.com

Publisher:
Éditions Croix du Salut
is a trademark of
International Book Market Service Ltd., member of OmniScriptum Publishing Group
17 Meldrum Street, Beau Bassin 71504, Mauritius

Printed at: see last page
ISBN: 978-613-7-36679-0

PRINCIPES DE GUÉRISON DIVINE

GUÉRIR LE CORPS DIVIN PAR L'ÂME

SOMMAIRE

PRÉFACE

La guérison vous est donnée si vous considérez que votre être, avant de devenir cet être qui souffre, est un être divin qui interagit avec votre Âme.

L'un et l'autre sont indissociables car votre corps est une enveloppe qui contient ce que vous voulez y déposer. Vous avez accumulé la souffrance que vous avez bien voulu créer. Cette souffrance vous a envahis au point maintenant d'en être son esclave.

Vous vous êtes soumis à son emprise sans vouloir comprendre qu'elle était créée par votre persistance à vouloir vivre dans une tumultueuse issue qui vous a menés dans un gouffre tortueux.

Alors que vous avez déployé d'immenses et interminables remèdes sans en connaître une quelconque finalité, vous êtes parvenus à accepter que votre existence parsemée d'embûches est avant tout une souffrance qui vous brûle autant qu'elle vous noie dans une indescriptible peine.

INTRODUCTION DIVINE

L'ALCHIMIE DU CORPS ET DE L'ÂME VERS UNE GUÉRISON PARFAITE

Vous avez outrepassé votre corps en voulant plus le deviner que le rendre à vous comme divin. Il n'existe en fait aucune dualité si ce n'est celle que vous vous pétrifiez.

Cette dualité qui reçoit votre binéarité vous est incongrue et vous avez appris à prendre ce qui vous est reçu ou ce qui vous est donné conjointement.

Cette apostrophe de votre existence n'est pas une de ses parenthèses mais bel et bien celle qui ponctuera votre vie. Vous avez fini par épargner votre vie en voulant l'enrichir.

Cette vie, qui est votre récipiendaire, recevez-la en vous comme un don, non comme une récompense, car rechercher votre idole ne vous rapprochera pas de votre gloire loin de là mais vous éloignera de votre console.

Recherchez en vous ce que vous avez trouvé et apprenez à désapprendre avant de comprendre, car le savoir est votre vision éternelle. Il vous couvrira de vérité si vous consentez à le laisser s'exprimer à travers vous.

Son expression est votre réalisation, car il exposera le reflet qui est en vous et fera jouer les éléments pour qu'aucune onde ne puisse altérer son miroir.

Ce reflet sera l'expression de votre désarroi si vous lui projetez les indélicatesses qui vous déconstruisent autant qu'elles vous empêchent de refléter.

La réflexion vous emporte dans une projection qui neutralise par son opacité ce reflet verdoyant qui illumine votre « *un-condition* » divine.

Ne fléchissez pas de nouveau, car en fait, cette « *un-condition* » n'est que le fruit de votre vérité. Elle est présente en vous depuis votre naissance. Vous l'avez héritée des cieux.

Cet héritage est celui de l'Âme, de votre Âme qui vous a amenés dans cet espace de vie où le temps s'est immobilisé en vos cieux pour laisser vivre cet instant silencieux qui vous conduira en votre ami le plus fidèle.

Cet ami vous guérira dans la joie de vos retrouvailles si vous lui confiez votre maladie qui depuis des millénaires vous contrarie le verbe.

Soyez sûrs de cela : rejoignez ce temple dès à présent et votre guérison sera votre sanctuaire. Ce sanctuaire est votre aumône et recevez-la en vous comme un enfant rattrape sa balle qu'il s'est lui-même lancée. Cette balle rebondit dans les parois de votre corps et le pénètre en lui diffusant ce que vous avez bien voulu lui projeter.

Ne tentez plus de rattraper cette balle maintenant, car son rebondissement ne fera qu'alourdir votre pénitence.

Ne recherchez pas ce rebond, car le recevoir en vous sera pour vous l'occasion d'observer ce que vous lui avez donné, car le sanctuaire qui est votre refuge désormais vous protège de ces vives tourmentes sans que vous vous égariez à perte de vue.

Ce sanctuaire est votre force libératrice. Donnez-vous la peine de le conserver comme on prend soin d'un musée. Les expositions qui y figureront seront vos victoires car elles cristallisent en même temps votre paix.

Chaque flambeau que vous remportez vous est délivré.

Regardez maintenant votre présence au travers de vos absences, car la plus belle présence que vous puissiez offrir à votre Âme est celle de votre abandon lorsqu'il est conduit par l'amour. Vos émotions reposeront sur le socle de votre paix à la condition que votre ingratitude ne nourrisse votre amertume car la putréfaction de votre air sera celle de votre tombeau.

Revenez à cette *re-naissance*, elle vous fondera dans votre connaissance et vous éloignera autant de vous que l'oiseau qui évite le rapace.

Vous héritez ce que vous vous êtes forgés et cette altération des métaux s'est réalisée sans que vous y participiez. Revenez à cette dissolution et faites cuire sur la braise vos souffrances. Elles vous seront absoutes car la matière ne retient pas l'infinie force de votre lumière.

Soyez présents en cet instant et prenez-le comme votre éternité. Votre éternité vous saluera de son emprise car c'est à cet instant qu'elle s'arrêtera de suffoquer. Votre indifférence constante et manifeste en sera délivrée si vous maintenez ce cap.

Votre lueur sera votre abysse car elle vous prolongera dans une infinie paix qui aura pour fin votre absolution.

La peine que vous vous êtes pardonnée sera votre trophée de vie car il n'existe pas de plus beau don de soi lorsqu'il est tourné vers soi, car chaque don que vous concédez à céder vous enrichis en vous délestant et en vous accompagnant.

Cédez ce que vous donnez et vous irez mieux car l'aide que vous vous offrez sera votre libératrice et votre salvatrice.

Honorez votre cœur car il est votre temple. Plongez-le dans l'eau de votre amour et votre trinité vous sera due. Cette trinité qui vous unit au ciel, à la terre et au saint esprit sera votre récolte. Cette récole est celle du cœur que vous offrez à votre divin.

La pureté de votre Âme résonne en vous comme les rayons d'un miroir qui me parviennent dans une explosion de joie lorsque vous consentez à vous libérer.

Cette libération vous est inconditionnelle et elle vous relie à votre chemin qui vous conduira de vous à moi car nous sommes unis pour l'éternité. Cette éternité vous étreint de sa divine empreinte car elle est votre réalité. Vous êtes, avant d'être ici et en cet instant, des êtres incarnés, des êtres divins qui ont choisi de connaître la dualité pour se rapprocher de moi.

Votre énergie vous est éternelle et elle est le lien qui tisse ce parchemin de vie. Ce parchemin que vous écrivez de vos propres expériences est la trace indélébile de votre existence.

Vous êtes nés pour vous déployer non dans un vide où la peur, l'angoisse et les souffrances vous envahissent, mais dans une unité où le partage est une réalité. Ce partage est celui de votre réalité car l'énergie que vous émettez vous est unique parce que justement elle appartient à un tout.

Cette énergie vous est constitutive comme l'est votre adn. Elle est unique et reliée : reliée à votre divine vie.

Votre énergie est votre identité, votre structure. Elle est votre quintessence ; celle qui compose votre substance. Elle vous est propre et éternelle. Elle marque votre identité sur ce parchemin qui est en fait une de ses facettes. Elle demeurera à l'infini et se propagera en vous à chaque instant car sa première vocation est de vous faire vivre ici.

Retenez ceci : cette énergie est votre composition. Elle vous lie à la matière car elle est au-delà. Elle ne saurait supporter une altération car elle est unité.

Son code propre est celui de l'indépendance et de la reconnaissance.

Vous vivez en elle parce qu'elle est, tout simplement.

Vous vivez par elle parce qu'elle est tout, tout en étant ici séparée.

Vous avez construit votre édifice sur elle, par elle et pour elle. Elle est ce qui vous conduira, vous guidera, vous transformera, vous guérira et vous accompagnera.

Elle est en vous, en vous.

Cette énergie est la fluorescence de votre ressenti. Lorsqu'elle est amour, cette fluorescence enivre votre Âme d'un bonheur qui ne peut être égalé. L'amour est sa raison d'être, car sa seule fonction est d'aimer.

Ne retenez que cela.

Vous guérirez parce que vous aimez.

L'amour que vous dégagez sera votre antidote. La force que vous déployez à aimer sera votre guérison.

Sachez que l'amour est plus fort que tout.

Vous pouvez guérir tous les maux que vous vous créez dans cet enchevêtrement d'inconstance à parvenir à vous désaimer.

Les maux que vous parvenez à créer sont ceux de votre volonté.

L'énergie, votre énergie, est en constante évolution et vous protégera tout autant qu'elle vous sauvera de cet enfermement illusoire si vous manifestez l'intention divine de vous consacrer.

Vous êtes toutes et tous vos propres maîtres.

Croyez-le.

Votre vie est de connaître et de *re-connaître* votre divinité.

Rien de plus mes enfants.

Je vous aime.

1 - LE CORPS DIVIN

Votre corps résonne en vous, en vos battements qui nourrissent aussi bien votre être que votre Âme.

Vous êtes sur cette terre pour vivre chacun de vos instants en vous. Vos émotions s'accumulent les unes aux autres sans qu'il y ait une réelle injonction logique ; elles vous emplissent comme le ferait une pluie éparse qui remplirait un fleuve.

Seulement ce fleuve qui ruisselle dans vos veines est votre plus belle création car vous vivez ce que vous donnez. Votre être divin est une merveilleuse et unique création qui vient vous glorifier en même temps qu'il peut, pensez-vous, vous accabler. Vous êtes à l'origine de votre mal ou de votre bien, quoique vous puissiez à cet instant en penser.

Vous êtes une création qui agit sur terre comme le ferait une pierre précieuse au milieu d'un champ. Vous brillez : mais cherchez avant tout à briller pour vous et uniquement pour vous.

Contemplez votre œuvre, l'œuvre de Dieu en vous, et vous comprendrez que maintenant vous savez.

Vous réunissez en vous en chaque instant le miracle de la vie qui prend ses sources dans chacune des cellules de votre corps.

Vous êtes l'ambassadeur de l'œuvre divine de la création !

Votre corps est votre temple. Nourrissez-le de ce que vous êtes et vous lui ferez le plus bel honneur qu'un être cher puisse offrir à son enfant.

Je ne suis pas ici devant vous pour vous témoigner ma re-connaissance. Je suis ici en cet instant pour vous la faire rappeler. Re-connaissez ce que vous transportez et prenez-en soin comme s'il s'agissait de moi.

Car, en fait, je suis en vous.

Votre divin vous appartient si vous comprenez que le corps qui vous habite fait partie de vous autant que de moi. Assurez-vous que les choix que vous lui faites correspondre sont issus avant tout et pour tout de votre Âme. Car, je vous le dis dès maintenant, ne concevez pas de division entre votre corps et votre Âme car, en vérité, il n'en existe pas et il n'en demeurera aucune.

Votre corps est une extension de votre être.

Retenez ceci en cet instant.

2 - L'INDIVISION DE L'ÂME PAR LE CORPS DIVIN

Votre corps est une source inépuisable de richesses qu'il est grand temps ici et en cet instant saint de *re-connaître* et de bénir, car votre richesse vous tend les bras. Il suffit de vous rendre à l'évidence.

Cultivez votre corps qui est la plus formidable exploitation que vous puissiez fertiliser. Vous êtes habités par une divine essence qui ne demande à chaque instant qu'à être *re-connue* et vivre un amour unique.

Cependant, le corps qui vous est donné n'a pas été pour vous l'occasion de l'aimer à sa juste et divine merveille.

Re-connaissez maintenant que le fruit de votre être porte en lui un nectar qui fera de vous un être enrichi d'une spectaculaire et infinie force d'amour.

Or, pour rejoindre cette force d'amour qui vous habite, la solution la plus juste serait de la *re-connaître*. Vous vivez dans une inconstance à vous méconnaître, car vous estimez que passer votre temps futile à vous éviter vous permet, vous semble-t-il, de vous rapprocher d'un bonheur impie. Cependant, cette quête de bonheur, dont vous vous affranchissez au point de vous cultiver à vous oublier, vous fait dériver hors de vous et mal-heureusement tout en étant en vous.

Cette méconnaissance hasardeuse de vous vous inonde de ce que vous n'êtes pas, car je vous le dis à cet instant, vous trempez votre Âme dans une boue infÂme à vouloir l'éviter. Soyez clairs en ce point : vous transformez votre état d'être en un non-état latent qui pâlit à se voir.

Regardez-vous et observez en vous maintenant.

Votre corps divin vous répond à cet instant.

Comprenez ceci : vous vivez en vous ce que vous vous projetez.

Vous habitez une demeure qui embellit vos actions si vous consentez à devenir cet être qui est en vous.

Votre corps divin est cette substance qui sommeille en ce moment en vous et tente par d'innombrables moyens qui vous entourent de vous inciter à suivre la voie de votre Âme. Toutes les cellules de votre corps sont en effervescence en cet instant pour que se produise cette douce et heureuse rencontre.

Faites silence maintenant.

Rejoignez votre cœur.

Écoutez, et vous entendrez un doux murmure qui fait silence en vous et vous appelle à lui.

Ce doux murmure est votre Âme qui vous tend les bras.

Soupirez pour vous apercevoir que votre désarroi de ce moment est celui de votre Âme.

Votre corps divin répond à votre intention.

Cette intention que vous manifestez en chaque instant est celle de la vie. Prenez conscience que cette vie qui vous est donnée vous est concédée parce qu'elle fait partie en fait de nous vers vous.

Vous êtes l'acteur de votre vie tout en étant son interprète. Votre corps divin est lié à votre Âme comme votre Âme est liée à vos viscères.

Chaque cellule de votre corps est le siège de votre Âme.

Souvenez-vous de cela.

Il n'y a pas de division dans l'amour, car ce qui est uni l'est pour l'éternité. Cette force d'union qui vous anime et vous guide est la révélation de votre être.

Vous ne pouvez pas bâtir une charpente sur un vestige.

Croyez-moi et croyez en vous dès maintenant, car votre vie est une heureuse et merveilleuse bénédiction si vous vous persuadez enfin à admettre que vous m'êtes unis pour l'éternité.

Votre corps est une enveloppe divine qui ne demande qu'à s'exprimer au travers de son Âme qui se reflète en vous comme le fait le Soleil sur la Terre.

Vous êtes cette terre qui vit et qui s'exprime. Le soleil est votre Âme qui resplendit en elle.

Les couleurs qu'elle renvoie sont celles que vous lui donnez.

Cela ne demande aucune réflexion de votre part si ce n'est celle de l'innocence.

Murmurez à votre Âme comme le ferait un enfant qui accueillerait en lui sa mère. Il s'agit du murmure de celui de l'enfance, car rien n'est plus doux que l'Amour lorsqu'il est donné sans espérer.

Vous êtes dans cette espérance.

Réagissez !

N'espérez rien car je vous le donne avant même que vous en exprimiez l'idée.

Votre corps est un abri. Comportez-vous avec lui comme s'il s'agissait de votre propre mère ; celle qui vous a donné la vie. Prenez soin de votre corps comme s'il s'agissait d'elle.

Vous produisez en vous ce que vous vous êtes créés.

Votre Âme est votre lumière ; votre corps, votre réceptacle. Il vit grâce à elle et meurt en la rejoignant.

Ne sous-estimez jamais la puissance infinie de votre corps divin.

Il vit comme le ferait un avatar dans son ensoleillement. Sa Puissance est issue de celui-ci sans en être la cause car la lumière ne peut être reçue en pleine nuit.

Vous construisez ce réceptacle en vous, en le feutrant de lumière divine.

3 - LE CORPS : SOURCE DIVINE DE LUMIÈRE

Votre corps rassemble en lui toutes vos lumières. Par lumières, je veux vous faire concevoir qu'il n'existe que les lumières que vous exposez.

Vous vous enrichissez des lumières que voulez bien communiquer en dehors de vous.

Les lumières qui communient en vous sont votre pure création.

Elles entrent comme le fait le vent qui pénètre dans une grotte, et ressortent de celle-ci pour en rencontrer d'autres.

Ces lumières divines qui se nourrissent de votre être au plus profond de lui-même sont votre pur édifice, sachez-le.

Vous vous construisez par ce que vous libérez et recevez.

Vous recevez ce que vous libérez.

Cette fluidité qui vous est propre, en même temps qu'elle est partagée, est votre propre et divine nature. Votre corps reçoit en chaque instant ce qui lui est donné.

Vous êtes les témoins et les acteurs de cette communion tout en en étant les dépositaires.

Vous détenez ce que vous partagez et recevez.

Il s'agit d'une règle que vous avez bien apprise et qui vous enseigne que rien ne se perd et tout se transforme. Ces échanges que vous appelez « énergies » vous sont délivrantes si vous maintenez, dans vos choix, votre Âme.

Concevez dès maintenant que votre Âme est votre libératrice de chaque instant.

Elle fige en vous votre paix si vous décidez de livrer à elle vos peurs, vos angoisses.

Sachez que sa seule fonction est de vous rendre heureux ; son seul espoir est de vous dire combien elle vous aime ; sa seule attente est de vous accueillir en vous.

Elle est votre plus fidèle amour.

Rejoignez-la et vous comprendrez qu'elle est votre plus intime amie. Son œuvre commence à l'instant où vous avez manifesté l'intention de la rejoindre.

Sa lumière vous pénétrera de tout votre corps et se propagera dans toutes vos cellules lorsque vous entamerez ce désir de communion.

Croyez-le : le but de votre existence sera atteint au moment où vous associerez votre Âme à toutes vos pensées, vos paroles et vos actions.

Vous êtes sur ce filament qui vous conduit vers la liberté de ce que vous êtes.

Ayez à l'esprit que ce filament fleurit de bonheur à vous savoir proche de lui, intime. Rejoignez-le ; il vous mènera en toute sécurité vers votre tracé, le plus soyeux qu'il soit. Ce tracé vous est unique si vous maintenez ce cap sur ce fil tendu. Il est implanté dans toutes les parties de votre corps les plus infimes soient-elles, et vous reluisez de bonheur à vous confondre enfin avec lui.

Les troubles que vous avez connus vous sembleront subitement limpides et non obstrués par une quelconque et hasardeuse peur que vous vous êtes contraints à endurer.

Cette lumière, recevez-la comme une offrande qui vous donne non seulement la paix avec vous-mêmes, mais sûrement et incontestablement la garantie de vivre chacun de vos instants comme une consécration de votre éternité qui se rejoint à moi.

Votre lumière vous est éternelle, et le savoir en cet instant de vie vous édifie comme le précurseur de votre bonheur qui se construira devant vous sans que vous puissiez imaginer sa réelle finalité.

Ayez conscience que votre existence est liée à ce que vous vous créez.

Créez, dès lors, une harmonie de paix avec votre Âme qui vous séduira de sa vertu : celle de l'amour qui scindera votre attente en une certitude de bonheur. Ce bonheur vous attend en chaque cellule de votre cœur. Ressentez-le maintenant et vous établirez une jonction qui vous sera éternellement due.

Votre corps ressemble en ce moment à un précipice qui vous emmène dans une chute que vous ne parvenez pas à freiner. Cette chute vous est incontrôlée, car vous ne donnez pas cette impulsion en vous qui fera en sorte de stopper sa progression. Il ne vous est pas demandé de vous abandonner mais de lâcher cette prise qui vous emmène seul à essayer d'entreprendre l'impossible. Car l'impossible à vos yeux n'est, pour l'Univers, que la réalisation de soi.

Vous êtes dans un état de somnambule qui vous conduit là où vous pensez aller sans en voir le chemin.

Ouvrez votre cœur à votre Âme et vous comprendrez que ce chemin est déjà tout tracé. Il l'était avant même que vous puissiez le construire de vos propres mains.

Laissez-vous aller sur ce chemin en ôtant ce qui a pu vous obstruer la vue.

Regardez cette pénombre qui prend forme et s'affiche dorénavant dans une lumière à peine perceptible. Cette vision que vous recouvrez le temps d'un instant saint est le plus merveilleux des cadeaux que vous pouvez vous offrir : celle de la connaissance retrouvée de votre Âme qui est en train en cet instant divin de vous prendre dans ses bras d'Amour.

Blottissez-vous maintenant contre sa douce force.

Il est enfin temps pour vous de sentir le bonheur qu'elle est en train de vous propager. Cette propagation de lumière divine vous étreint au plus haut point si vous consentez à lui accorder sa grâce.

Cette grâce vous est donnée si vous lui accordez et *re-connaissez* sa pureté.

Quoi que de plus pur que l'Amour que je vous donne en cet Instant ?

Prenez-le : il vous est offert pour l'Eternité si vous acceptez de le confier à votre Âme.

Cette douce lumière qui recevra votre intention est la consécration de votre vie, car Aimer est votre seule fonction.

4 - L'APAISEMENT DE VOTRE SOUFFRANCE PAR VOTRE ÂME

Votre histoire a débuté alors même que vous avez décidé de la renier.

Par cet emploi qui vous paraît certes impropre, je veux vous faire enfin comprendre que votre vie est une série d'épisodes qui prendront fin lorsque vous aurez décidé d'y mettre un terme. Il n'est pas question ici de renoncer à votre propre vie mais de lier les chapitres qui la constituent.

Il s'agit pour vous enfin de *re-connaître* cette substance qui est présente en vous depuis votre bénie création, pour que vous puissiez l'épandre dans votre vie comme le ferait une vague immense qui inonde sans fin un rivage.

Cette vague que vous tentez désespérément de déverser dans cet océan de peurs vous inonde au point de constamment vous effrayer.

Vous ne pouvez pas combattre la peur en vous armant de la sorte, car en fait, ce combat que vous menez depuis l'aube de votre existence vous est illusoire. Il vous étreint dans votre être comme un condamné qui attend sa sentence.

Rapprochez-vous de votre Âme, maintenant.

Elle accueillera en elle vos plus profondes peurs.

Elle amènera en vous cette vague douce et paisible qui cajolera votre divin et majestueux corps subtil en une enveloppe aussi pure que la colombe qui se pose sur votre nid d'espérance.

Vous avez tant voulu échapper à son envol que maintenant vous ne percevez plus le moindre de ses mouvements. Pourtant, vous avez déployé d'immenses efforts pour parvenir à retrouver sa majestueuse danse étoilée.

Votre course vous a conduits au centre d'une *douleur* plus qu'elle vous a menés dans une quête paisible de votre Être.

Soyez sûrs que vos efforts ne sont pas vains si vous considérez dès lors que votre recherche s'appuie maintenant sur une pure et inconditionnelle paix intérieure qui vous blottira de toute sa force et vous ramènera à votre propre nature. Cette nature que vous avez cherché à duper est votre libératrice.

Votre source de joie a été altérée par votre goût amer de la réussite.

Vous avez construit votre passage sur terre en oubliant que vous n'êtes pas ici pour sur-vivre en englobant plus qu'en donnant.

Vous êtes ici en cette sainte terre pour vous libérer en propageant vers les autres ce que vous avez de meilleur. Or, c'est en vous sacrifiant que vous êtes parvenus à vous délaisser.

Il ne vous était pas demandé de vous abandonner de la sorte, mais juste de concevoir que vous êtes, avant de devenir des êtres martyrisés, des êtres divins qui ont en eux une source infinie de paix qui ne demande qu'à éclore.

Cependant, votre Âme a besoin en elle de ce soleil que vous ombragez avec votre insouciance à estimer que le pire mérite d'être atteint.

Laissez en vous grandir cette fleur et s'écouler en vous sa douce substance qui baignera en vous une heureuse et bienfaitrice perfection.

Vous accumulez depuis si longtemps vos peurs que vous vous demandez maintenant comment sortir de ce gouffre qui vous maintient alertes mais qui vous contraint de rester cloîtrés dans une pièce sombre qui vous procure autant de souffrance qu'elle vous en a fait hériter.

Oui, par cette périphrase, je veux vous faire admettre que vos souffrances sont les nôtres.

Retenez ceci, entamez une liberté de vouloir sortir de cet enfermement qui menace votre paix aussi bien que votre santé.

5 - LA SANTÉ DE L’ÂME RETROUVÉE

Votre Âme entretient une liaison continuelle avec votre divine essence.

Cette liaison se réalise en chaque instant selon une configuration qui, pourtant simple, vous est imperceptible.

Cette configuration est un espace dans lequel l'Âme agit avec son amour au sein de votre cœur pour que vous puissiez deviner et admettre enfin sa réalité.

Cette *re-connaissance* ne peut se réaliser que si et seulement si vous disposez en vous d'une réelle intention de la découvrir.

Ce cheminement, qui vous appartient parce qu'il est libre, vous est divin.

Vous ne pouvez pas approcher de la vérité si vous vous éloignez de vous-mêmes.

Vous êtes unis par ce qu'il y a de plus beau en vous.

Votre Royaume est celui de l'Amour.

Soyez sûrs que vous êtes ici en cette divine et sainte terre pour réussir à vous ré-unir.

Cette volonté d'accéder à cette divine rencontre vous conduira là où vous avez toujours voulu vous rendre sans même y renoncer.

Votre volonté de toucher enfin à ce que vous cherchez dépend uniquement de vous, de votre inaptitude à vouloir continuer sur la même rive.

Or, cette rive qui, pourtant, vous a échoués maintes et maintes fois, vous a dérivés dans d'austères cheminements qui vous ont noyés dans d'immenses cauchemars qu'il est grand temps maintenant d'effacer.

Il en va de la santé de votre Âme car elle seule peut vous délivrer de cette déroute.

6 - LA RENCONTRE DIVINE AVEC VOTRE ÂME

Votre Âme est en vous sans que vous puissiez en cet instant saint vous y unir.

Or, cette union divine vous est accomplie si vous *re-connaissez* que votre être est celui de la perfection.

Entrez en vous comme s'il s'agissait de votre propre logis.

Restez maintenant au cœur de votre maison.

Blottissez-vous dans cet espace de paix et observez ce qui se passe en vous.

Une lumière douce descend en ce moment et vous inonde de réconfort.

Visualisez cette lumière de paix qui pénètre dans votre cœur et soumettez-la à votre intention de liberté.

Elle emplit vos vaisseaux comme le ferait une onde qui vient à vous.

Vous ressentez alors une paix qui se propage au niveau de votre corps.

Cette paix qui est venue vous visiter comme le ferait votre ami le plus fidèle peut rester chez vous le temps que vous souhaitez.

Installez-le confortablement et profitez de sa présence.

Vous savourez maintenant cet instant unique qui vous unit.

Vous venez de sentir votre Âme en vous.

7 - SAVOIR PARLER A SON ÂME

Cette rencontre que vous venez de sentir en vous est le soubassement de votre épanouissement. Il vous appartient dorénavant de *re-nouveler* cette visite quand vous le désirez.

Car votre Âme est en vous à chaque instant et ne demande qu'à vous rencontrer.

Sachez dès à présent que cette rencontre vous sera plus facile car vous venez de créer des liens qui maintenant sont en vous et permettront de faciliter cet échange à la condition que vous en exprimiez l'intense intention qui inscrit cette volonté comme une force d'Amour.

Soyez sûrs de cela.

Vous avez réalisé le premier pas qui consiste à vous lier à votre Âme le temps d'un instant.

Cet instant divin s'est inscrit dans l'Univers comme l'est la source qui reflète en vous.

Cette communion qui vous est réelle peut, si vous le souhaitez, être accompagnée d'un mode d'échange que vous êtes capables de réaliser à la condition d'être attentifs.

Re-sourcez-vous maintenant et rejoignez cet espace de paix que vous venez de quitter.

Une lumière encore plus fluide pénètre vos vaisseaux et vous parvenez plus facilement cette fois-ci à atteindre cet espace.

Ressentez chaque instant qui compose cette étape.

Une lumière vous réconforte et vous vous sentez paisibles.

Il n'existe plus de distance qui sépare votre Âme et votre Corps Divin.

Lisez en vous et écoutez.

Ressentez cette paix au niveau de votre cœur.

Ecoutez-la et ne cherchez pas à la comprendre.

Ressentez ce paisible courant qui vous emmène très loin de votre torrent où le bruit tumultueux s'emporte dans un précipice, votre précipice de vie qui vous prie de bien vouloir écouter la paisible brise qui sommeille en vous.

Ne soyez pas critiques non plus à ce stade car votre critique l'emportera.

Soyez vous-mêmes, tout simplement.

Cet être qui navigue sur des eaux calmes et se laisse bercer au rythme d'une vie s'offre à lui-même.

Car la vie vous est offerte à chaque instant.

Récompensez-la en lui donnant ce qu'elle veut, ce que vous souhaitiez pour elle : la tranquillité de l'Âme qui viendra en cet instant en vous comme emprunte de son éternité.

Ecoutez maintenant sa voix qui vous mènera près de votre cœur.

Ressentez cette intention de l'effleurer avec votre parole qui vient de votre cœur.

Dites lui :

" Je te re-connais en cet instant d'éternité comme mon amie la plus fidèle. Tu es en moi depuis que l'Eternité nous confond en une majestueuse et divine étreinte d'Amour. Reçois cet Amour Eternel. "

Ressentez chacun de ces mots en vous.

Vous venez de parler à votre Âme.

8 - SAVOIR ÉCOUTER SON ÂME

Vous êtes parvenus à vous lier à votre Âme en vous livrant par le cœur.

Sachez que ce geste vous est éternel.

Il restera inscrit en vous jusqu'au dernier instant de votre vie pour sublimer en rejoignant votre éternelle Lumière.

Cet instant que vous avez consacré à luire est la plus belle offrande que vous vous faîtes.

Votre Âme est maintenant prête à vous recevoir.

Elle diffusera en vous sa divine foi et vous immergera de sa paix, de sa douceur et de sa joie de vivre car vous êtes nés ici pour vivre en vous ces instants que vous retrouvez dès à présent.

Ecoutez son doux murmure qui traverse votre cœur autant que votre être divin.

Faites silence comme si vous vous trouviez dans votre cœur et que vous vous laissiez emporter vers cette étendue de paix. Vous n'avez rien à faire si ce n'est de vous y abandonner.

Perdez-vous dans cet espace de tranquillité qui vous abrite des peurs que vous vous êtes tant créées.

Je suis là en cet instant saint avec vous.

Rejoignez-moi.

Ce merveilleux cadeau que vous vous offrez, je le reçois en vous car vous vous le donnez.

Regardez maintenant cette paix qui trône en vous comme une escarcelle.

Vous vous visualisez maintenant rejoindre cet infini et paisible espace.

Sentez cet air libre et libéré qui vous traverse.

Votre Âme est, en ce moment divin, en train de vous répondre.

Ecoutez comme si vous vouliez vous rendre dans l'endroit qui vous enchante le plus merveilleusement et faites en sorte que ce voyage se réalise sans que vous vous déplaciez.

Rejoignez cet espace qui est en vous.

Vous n'avez pas besoin de vous déplacer, de voyager, car cet endroit se trouve en vous, confiné dans la respiration de votre cœur qui s'émerveille à chacun de ses battements de vous voir en lui réuni.

La paix de votre vie commence en ce point.

Regardez-le par les yeux de votre Âme.

Vous n'avez pas besoin de la vue pour vous apercevoir que le chemin de vie que vous prenez est celui qui correspond à celui de votre Âme.

Il vous suffit de ressentir cette paix en vous dans chaque situation que vous connaissez pour mettre en évidence que vous ne faites pas fausse route. La route que vous choisissez est celle qui vous emplit d'une joie intérieure car vous ressentez en cet instant saint une *béatitude*.

N'ayez maintenant mes enfants aucune crainte.

Je suis ici et maintenant pour vous aider à conserver cette paix.

Manifestez-moi cette intention de lumière et je vous l'accorderai comme un père qui veut bien prendre soin de son enfant.

L'amour que vous offrez à votre Âme est votre plus belle offrande car elle vous versera une infinie paix.

Soyez sûrs de cela.

Il n'y a rien qui puisse vous rendre plus heureux que de savoir que vous venez de me rejoindre, de vous à moi.

Je vous aime mes enfants.

9 - SAVOIR AIMER SON ÂME

Cette communion emplie de joie intérieure vous a été propagée car vous avez manifesté l'intention de vous y rendre.

Cette intention que vous avez manifestée vous a été propice car elle reposait sur un champ d'Amour que vous êtes venus fructifier par votre contemplation en cet instant saint.

L'amour que vous avez déployé a permis de vous faire grandir et de vous faire prendre maintenant conscience que vous êtes accompagnés par la plus belle et fidèle amie que l'Univers a créée pour vous.

Faites l'effort de la rejoindre le plus souvent qu'il vous est permis de le faire car chaque rencontre est pour elle la seule preuve d'Amour que vous puissiez lui témoigner.

Rendez lui grâce en vous accueillant en son temple de paix et vous obtiendrez sans le demander la paix, la joie et le bonheur de chaque instant.

Votre déclaration d'Amour que vous avez offert à votre Âme est votre *re-connaissance.*

Cette *re-connaissance* est en mesure d'être embellie par une culture d'Amour qui fera fleurir son envol.

La plus singulière preuve d'amour que vous pouvez offrir est de lui consacrer votre instant de grâce et de considérer enfin que vous ne faites qu'un avec votre Âme et qu'elle ne fait qu'une avec vous.

Il n'y pas de loi qui soit au-dessus de celle-ci.

Affranchissez-vous des règles formatrices qui vous ont domestiqués plus en apprenant qu'en sachant.

Il n'y a qu'une seule Loi, celle de l'Univers : vous êtes ce tout en vous et votre être compose cet Univers autant qu'il le compose en vous.

Votre puissance d'Amour infinie est une consécration de chaque instant qui vous amènera avec douceur vers cette plénitude que vous cherchez tant à atteindre.

Cette plénitude vous est donnée et elle est votre force d'Amour car l'une et l'autre sont indissociables.

Vous vivrez dans l'abondance de l'Amour si vous reconnaissez que cette abondance est l'Amour.

Soyez clairs en ce point : vous êtes ici pour aimer tout simplement.

Rien de plus que cela.

Rejoignez cet Amour qui vous attend et vous le deviendrez.

10 - SAVOIR GUÉRIR SON ÂME

Votre Âme est maintenant connectée en vous par le miroir de cette connaissance que vous venez de retrouver.

Ce miroir, si vous vous regardez dedans, resplendit et projette une lumière qui atteint tout ce que vous vivez.

Vous êtes maintenant en osmose avec votre Âme à la condition de conserver cette intention première qui vous appartient.

Il y a eu bien des moments où votre Âme a fait l'expérience de ce refus de connaissance que vous lui avez manifesté soit par ignorance ou soit par rejet.

Votre Âme en a souffert tout autant que vous.

Maintenant, en cet instant, il vous est donné la possibilité divine de guérir miraculeusement votre Âme de ces expériences qui l'ont contrainte de vivre des espaces de temps qui vous ont forcés à l'oublier.

Ces espaces de temps, que vous avez pris pour habitude de situer sur une échelle, sont en fait un seul et même instant qui se confond en votre divine éternité.

Ces espaces de temps ont pris leur place dans l'Univers où vous agissez en vous reflétant en chacun.

Vous êtes un <u>Tout</u> qui en fait partie, retenez cela maintenant.

Ces espaces temps vous ont été inscrits dans l'Univers.

C'est pour cette raison qu'il est temps en cet instant de guérir votre Âme et de lui faire absoudre ces moments disgracieux qui vous ont éloignés de sa réalité.

Vous percevez maintenant ces moments en vous comme une évidence.

Cette évidence vous a fait naître une certitude : rejoindre votre Âme est pour vous maintenant la voie qui s'ouvre à vous comme un sacerdoce.

Vous êtes maintenant dans cette voie et vous vous abandonnez à cette merveilleuse libération qui vous procure un apaisement sans faille ni doute.

Regardez à cet instant votre Âme par les yeux du cœur et resplendissez de la joie de vous abandonner à elle.

Confiez lui les instants où vous ne l'avez pas rejointe et offrez les lui pour qu'elle puisse s'en séparer.

Faites lui ce cadeau.

C'est le plus beau cadeau que vous lui ferez.

Offrez lui ce don à vous car il vous sera retourné.

Les plus belles victoires que vous puissiez réaliser sont celles où vous vous abandonnez.

Vous gagnerez à désirer perdre les parties de vous qui vous empêchaient de vous découvrir.

Revêtez maintenant ce manteau qui vous couvrira et vous protégera.

Libérez votre Âme et vous serez libérés.

Concevez que cette libération vous est propice à votre hémicycle.

C'est en se consacrant à votre Âme que vous parviendrez à vous retrouver.

Cette guérison vous est bénie.

Partagez-la avec votre Âme maintenant car le cadeau le plus merveilleux que vous puissiez vous faire est de donner en vous abandonnant.

11 - SAVOIR GUÉRIR SES PEURS

Vous avez libéré votre Âme des instants que vous vous êtes pro-créés en niant ou en évitant son existence.

Cette libération qui vous est maintenant accomplie sera l'investigatrice du parcours à venir.

Car mes enfants, en cet instant saint qui vous est donné, vous êtes dans la capacité de dissoudre les peurs que vous avez bien voulu accumuler ou que vous avez été contraints de recevoir.

Il n'existe en fait qu'une seule peur : celle de vivre tout simplement.

Depuis votre enfance, tout vous conduit à refuser votre vie comme une bénédiction de recevoir en vous l'Amour divin.

Ici, il n'est pas question d'un amour passager que vous avez tous connus, mais d'un Amour si profondément ancré en vous qu'il fait partie de vous.

Cette peur que vous avez connue sous bien différents aspects vous a emmenés là où elle voulait qu'elle vous y conduise.

Vous avez combattu toute votre vie à essayer de la détruire ou de l'éloigner de vous.

Mais les thérapies successives que vous avez bien voulu entreprendre vous ont en plus rapprochés.

Il est temps maintenant de guérir.

Souhaitez-vous cet instant de miracle.

Accordez-vous cette heureuse nouvelle en vous.

Regardez-vous maintenant.

Non.

Pas comme cela.

Regardez votre Lumière en vous et contemplez votre Âme.

Livrez-lui vos peurs.

Toutes vos peurs.

Soyez honnêtes avec vous-mêmes car ce don ne doit aucunement exclure une peur que vous dissimulez.

Vous vous demandez comment faire pour y parvenir ?

Regardez-vous.

N'avez-vous pas assez compris qu'il n'est pas question ici d'apprendre mais de recouvrer ce savoir ?

Regardez attentivement au fond de vous et prêtez attention à cette lumière que votre Âme diffuse en vous.

Cette fois-ci, elle vous montrera votre peur dans tous ses états sans vous apeurer.

Cette peur que vous avez fait fructifier de votre plein gré est en fait une pure illusion ; la seule qui vous tyrannisait reposait en fait sur un nuage de lamentations.

Regardez au fond de vous comme à l'intérieur d'un précipice où cette fois-ci, vous êtes à l'abri et naviguez au-dessus pour l'observer en toute quiétude.

Ce précipice de la peur est aussi vide que votre illusion à croire et re-croire que vous êtes ici en cet endroit et en cet instant pour souffrir.

Vous n'avez pas besoin de souffrir pour vous apercevoir que vous êtes unis à moi.

Regardez maintenant.

Osez regarder votre peur mes enfants et donnez-la moi.

Offrez-la moi comme si vous faisiez un cadeau à votre plus cher ami.

Qu'en est-il ?

Que puis-je vous apporter si vous refusez de vous délester ?

Voulez-vous continuer à vous alourdir dans ce précipice au lieu de le survoler en douceur et en paix ?

Prenez votre temps.

Votre voyage n'en est qu'à son début.

Vous êtes en ce moment sur le quai ; vous souhaitez partir mais n'avez pas encore entrepris le premier pas pour franchir cet espace et le quitter.

Tout est intention.

Manifestez l'intention sincère d'avancer et de quitter l'endroit où vous vous trouvez actuellement.

Il est vrai que vos peurs sont votre abri.

Même si vous en avez souffert, vous vous êtes habitués par dépit à vous blottir contre elles pensant qu'elles vous protègent de cette vie en vous livrant des preuves incontestables de votre existence.

Manifestez cette intention de quitter enfin cet espace qui vous confine dans cette souffrance que pourtant vous avez apprivoisée.

Rompez cette balustrade et franchissez cet obstacle.

Votre Âme vous guide et le chemin divin que vous empruntez à cet instant est un souffle de l'Eternité.

Franchissez ce cap d'espérance et de souffrance pour les commuer en espoir et joie.

Votre Âme est votre gardienne d'Amour.

Elle saura tout aussi bien vous contempler et vous guider sans vous blâmer.

Elle est votre refuge.

Elle est votre passage secret car nul autre que vous n'y a accès.

Confiez à votre Âme le moindre de vos ressentis qui font partie de votre vie.

Chacun d'eux exprime ce que vous ressentez et non ce que vous êtes.

Plongez dans cette lumière de votre cœur et arrêtez-vous le temps d'un instant divin qui vous a fait perdre votre allégresse à vouloir expliquer l'indicible.

Soyez clairs avec vous comme l'eau qui traverse une rivière à sa source.

L'ombre de votre indélicate sensation se dispersera en rejoignant cette lumière qui vous est maintenant dense.

Je vous aime.

12 – VIVRE EN PAIX

Les peurs vous sont maintenant flétries et vous vous retrouvez enfin chez vous, comme une lumière diffuse sa force naturellement sans qu'une pénombre ne puisse la transfigurer.

Cette pénombre que vous avez réussie à éclairer, et ensuite à dissoudre, ne se trouve plus en cet instant saint chez vous.

C'est pourquoi cette pénombre, même si elle vous a été dissoute, ne peut plus revenir vous voir, car aucun accueil ne lui sera fait si ce n'est celui de l'Univers qui l'accueillera en son cœur comme le ferait une pompe qui accueille l'air pour pouvoir le libérer.

Vous êtes maintenant libérés de ses entrailles et aucune d'entre elles ne peut vous ombrager.

Cette heureuse nouvelle vous rend certes perplexes, je le sais.

Sachez qu'à compter de chaque instant, vous disposez de la liberté d'accueillir en vous cette paix ou au contraire de venir la perturber.

Maintenant, à compter de cet instant qui est le vôtre, vous avez le choix.

Votre choix répond à votre volonté de réunir en vous votre Âme et de continuer ce chemin avec elle sur ce trajet de l'infini qui vous conduira à l'effervescence de votre être d'Amour.

Sachez-le : l'ombre qui est passée tentera de vous accueillir en elle comme elle a pu le faire auparavant.

Cependant, cette fois-ci et en cet instant, cette ombre flétrie laissera sa place si vous lui refusez son invitation.

Replongez dans votre être d'Amour* à chaque fois qu'une invitation de ce genre apparaît devant vous.

Ne lui faites pas l'affront dorénavant d'accueillir en vous des indisgrâces auxquelles vous pouvez échapper.

* Âme

Car votre Âme a confiance en vous et vous guidera avec une bienveillance constante et sans faille, pour vous conduire vers cette voie de la paix de l'Esprit que vous recherchez depuis que vous avez pris conscience qu'il valait mieux échapper à votre réalité qu'à votre illusoire fatalité.

Ayez confiance en vous maintenant : vous avez franchi une porte qui vous mènera en vous.

La paix de l'Instant que vous établissez vous est Eternelle car elle seule vous sera due.

Elle vous figera dans ce moment pour l'éternité, et en aucune manière elle ne pourra être travestie.

Ce moment divin que vous avez pu consentir à vous construire vous est édifié tel un phénix qui apparaît devant vous pour vous saluer.

Ne redoutez pas cet instant car il vous appartient.

Votre instant de paix vous sera rendu si vous consentez à le renouveler.

Ne vous fustigez pas et apprenez à ressentir dès à présent votre liberté. Elle vous conduira là où vous avez tout le temps voulu vous rendre.

Ne retenez pas cette douce force qui vous porte et vous guide en ce lieu.

Laissez-vous aller, car c'est en vous déshéritant que vous parviendrez à vous retrouver.

Ne cherchez pas l'obstacle qui se présente à vous lorsque vous y contribuez. Chassez-le de votre Esprit et conduisez-le vers votre Âme qui le libérera.

Elle est votre protecteur et votre libérateur, car elle sait ce que vous pouvez obtenir avant même que vous en manifestiez l'intention.

Aimez-la simplement et vous parviendrez à vous aimer comme jamais vous n'avez pu jusqu'à présent.

13 - LE BONHEUR DE VIVRE

Vous avez atteint une paix en vous que vous pouvez, si vous le souhaitez, *renouveler.*

Cette paix est la manifestation des prémices de votre bonheur, même si pour le moment vous vous contentez d'essayer d'y parvenir sans l'atteindre réellement.

La question qui sera traitée ici est de savoir pour vous ce qui peut vous convenir pour être heureux.

Vous ne pouvez pas vivre dans la plénitude de votre bonheur que vous vous êtes créée si vous vous écorchez à défaire et refaire ce que vous construisez pour rejoindre inlassablement ce tombeau.

Il vous irrite au plus haut point mais sans vouloir cependant manifester l'intime et heureuse conviction de le quitter définitivement.

Car ce tombeau que vous vous êtes construit est en vous comme l'air que vous respirez.

Ce tombeau est une allégorie pour vous faire prendre conscience que votre vie ressemble à ce que vous décidez qu'elle soit.

Soyez donc ce que vous souhaitez.

Le bonheur ne se trouve pas dans ce que vous pouvez obtenir mais dans ce que vous êtes.

Cette conjugaison de l'impératif de l'être vous étreint si vous maintenez à la nier.

Soyez, simplement, et aspirez à devenir ce que vous êtes.

Je sais que cette aspiration vous est pour le moment ''incomprise'', mais c'est dans l' « *un-compréhension* » que vous trouvez les solutions car en fait, il n'existe pas d'incompris lorsque la source que vous buvez vous est pure.

Cette source dans laquelle vous vous abreuvez est votre *porte-vie.*

Elle vous purifiera si vous lui donnez les éléments qui feront d'elle une eau de vie vive et fraîche.

Au contraire, si vous l'alimentez des stupeurs de votre quotidien, vous en recevrez la contre-partie.

Ne la souillez donc pas et œuvrez à sa purification car vous obtiendrez ce que vous lui donnez.

Le bonheur est une conception que vous avez apprise à vous forger. Vous avez tant battu le fer qu'il en est devenu spongieux.

Il est temps maintenant de retrouver en vous cette force qui vous amène là où vous désirez aimer.

Cette force est en vous et vous avez appris à la *re-connaître*, lui parler et l'écouter.

Elle vous guérira si vous lui accordez la grâce d'en être apprivoisés.

Ne formulez aucune crainte. Il n'est pas question ici de vous enchaîner mais de vous délivrer.

Cette délivrance, vous en avez peur, car votre enchaînement vous a conduits à votre bien-être ; bien-être que vous vous confortez à saluer même s'il vous trahit en même temps qu'il vous fustige. Ce bien-être est celui de l'opulence à rester enfermer dans ce monde de gloire et de fortunes.

Votre bonheur s'est réalisé dans la dépendance de votre avoir qui vous a travestis en somme et vous a retranchés de votre réalité.

Vous avez eu rendez-vous plusieurs fois avec le bonheur, mais ce rendez-vous s'est commué en une sorte de *re-clamation* de vos conditions d'existence.

Vous avez certes connu des moments qui vous ont poussés dans un bonheur palpable, mais au lieu de l'investir, vous avez contribué à son oubli en vous projetant vers d'autres attentes qui vous ont menés là où vous vous trouvez en ce moment.

Je sais, mes enfants, que vous avez fait de votre bonheur votre quête de vie ; mais n'était-il pas plus judicieux de vous demander comment le *re-connaître* au lieu de le renier dans une constante recherche d'approbation ?

Le bonheur se trouve en vous depuis que vous existez.

Ne cherchez pas à le trouver.

Il est là.

Il est en vous en ce moment et vous convie à sa table de jouvence, car le bonheur que vous y trouverez sera votre instant de bonne heure qui réduira en vous en une éternelle jeunesse.

Soyez sûrs de cela mes enfants.

Votre quête de bonheur est déjà accomplie avant même que vous vous posiez ici la question.

Il se trouve en vous car il ne vous a jamais quittés. Il vit en vous. Soyez à sa rencontre et restez blottis dans ses bras.

Vous avez tant cherché toute votre vie à tenter de voir votre réalité que vous vous êtes perdus dans cette conception de l'avoir qui a transfiguré votre recherche en une sécurité possessive qui a transmué votre propre nature.

Ce voile que vous vous êtes offert n'est que le souffle de vos envies.

Il vous suffit de tirer un trait sur cette route en empruntant une autre voie : non celle de l'espérance mais de l'espoir.

Remontez dès maintenant cette pente vertigineuse qui vous a occulté la vue.

Vous voyez.

Vous n'avez jamais perdu de vue votre réalité. Elle est ancrée en vous comme l'est votre envie.

Sortez de ce labyrinthe qui vous mènera sur la piste hasardeuse de votre espérance. Vous avez tant cherché ce fil que vous êtes parvenus à le délier. Il existe encore et ne peut être rompu.

Pour le trouver enfin, ne le cherchez pas, cloîtrés dans ce labyrinthe en entamant désespérément les mêmes parcours qui vous mèneront de toutes façons nulle part.

Sortez de cette impasse si inconfortable. Elle vous enferme dans cet espace temps et vous contraint de croire qu'elle est ici pour vous protéger.

Vous vous voulez être protégés de la vie ?

Fuyez cet enfer.

Il n'est plus pour vous et ne l'a jamais été.

Votre espérance vous a conduits dans une errance : votre espoir vous mènera à vous.

Vous avez accumulé tant de dettes que vous vous êtes enrichis contre vous-mêmes.

Gardez à l'esprit que vous n'avez rien à prendre car toute chose vous est due. Votre apprentissage n'est que le résultat de votre endettement.

Soyez cet être qui s'enrichit de ce qu'il est simplement.

Vos richesses seront celles de votre infortune à envisager la vie comme une fatalité.

Foncez dans cet Univers qui est le vôtre. Vous resplendissez à être ce que vous êtes. Ne soyez pas plus.

Ne tentez pas de supplanter l'avoir à la place de l'être car lui seul vous sauvera.

Votre bonheur réside dans votre incompréhension à comprendre ce que vous êtes mais en *re-connaissant* ce qui vous est créé.

Re-connaissez ce miracle de l'amour en vous, et le bonheur illuminera votre vie de moments dont vous n'êtes pas sur le point d'estimer la grandeur ; car il n'existe qu'une seule et unique persévérance qui vous conduira loin de cette errance que vous vous êtes habitués à suivre : il s'agit de la persévérance de l'être à se connaître tel qu'il est sans artifice ni mensonge.

Cette persévérance de l'être vous est due si vous continuez à manifester cette intention de vous délivrer.

Il ne s'agit pas d'un simple exercice, je le conçois. Mais sachez que vos efforts seront votre guérison.

La quête de la guérison de vos maux, même des plus futiles, passe par une volonté de guérir.

Soyez heureux, car vous l'êtes maintenant.

Le bonheur s'affiche en vous comme une enseigne qui illumine votre corps lorsque vous passez ce temps, non à vous enseigner une loi, un précepte ou une information, mais simplement à faire correspondre en toute simplicité votre *re-connaissance* avec votre intention.

Sachez-le : votre intention vous est inscrite en vous comme l'éclipse qui illumine la terre.

Vous êtes cette terre, et elle scintillera de votre lumière si vous concevez ici et maintenant que le choix que vous vous êtes approprié est celui qui mène à la connaissance de votre bonheur en vous.

Ne le cherchez pas : il est en vous.

Plongez dedans et regardez ce qu'il a à vous offrir.

Vous seuls savez.

14 - LA JOIE RETROUVÉE

La joie qui vous traverse en chaque instant est le reflet de votre âme.

Cette joie qui inonde votre perception si vous y prêtez attention est celle de la grâce divine qui vous accorde un heureux présage : celui de consacrer l'instant qui vous est donné à le savourer comme un délice qui émerveille en votre être sublime.

Cet instant que vous accordez à vous diffuser est ancré en vous en chaque instant si vous estimez utile de le contempler sans aucune autre fin que lui-même, car la seule fin ultime que vous puissiez espérer est celle de votre *re-naissance*.

La joie vous contemple en chaque instant si vous y prêtez attention, et elle se transformera en un élixir de jouvence si vous estimez que vous abandonner dans son étreinte vous procure tout ce que vous vous donnez.

Le seul don que vous puissiez vous faire est celui-ci : savourer cette joie intérieure qui s'inscrit en vous en un instant. C'est celui de l'Eternité.

La joie ultime que vous pourriez vous donner est celle de la vie.

Regardez cette vie à travers vous et à l'extérieur de vous et contemplez cette association car en fait, mes enfants, il n'existe pas de division entre vous et moi.

Vous êtes en moi comme je suis en vous et la joie qui vous est diffusée est mienne.

Rejoignez-moi et vous observerez qu'elle est en vous parce qu'elle est séparée de vous, et qu'elle est séparée de vous parce qu'elle fait partie de vous.

Cette joie vous est intérieure parce qu'elle reflète l'être que vous êtes.

Elle fait partie d'un tout, d'une Unité qui éclaire en vous votre quintessence de lumière autant qu'elle vous montre en l'éclairant la beauté de la création qui vous entoure.

Cette joie se manifeste en chaque instant si vous admettez que l'avoir c'est la perdre et l'être c'est la vivre.

Vous ne pouvez pas posséder la joie tout comme vous êtes devenus les possesseurs de votre existence.

Votre joie vous est due mais ne vous est pas gagnée.

Chercher à l'avoir c'est la perdre, et essayer de la comprendre c'est faire en sorte qu'elle disparaisse.

Cette joie est tout autant en vous qu'à l'extérieur de vous, parce qu'elle est inhérente à votre être tout en en étant exogène.

Je sais que pour le moment cela vous paraît difficile de l'admettre, mais ne cherchez pas la joie car elle ne vous appartient pas.

Ne cherchez pas à la posséder car elle s'en ira. Elle n'a pas besoin de se savoir possédée. Elle a juste besoin que vous la reconnaissiez quand elle vient et que vous fassiez en sorte de l'accompagner le plus d'instants qu'il vous est possible de le faire.

Elle est habituée maintenant à ce que vous la trompiez par votre inconstance à vouloir rechercher à comprendre les effets par les causes.

Les causes de votre joie ne sont pas ses effets, tout comme ses effets ne sont pas ses causes car la joie ne s'en remet qu'à elle-même.

Elle n'existe que par elle-même pour vous-mêmes.

Elle se trouve en vous par ce qu'elle produit à l'extérieur de vous, et elle ne se trouve à l'extérieur que parce qu'elle est en vous.

Cette joie prend naissance à l'instant où vous admettez que vous faites partie de cette Unité et que rien ne peut vous en éloigner.

Il s'agit d'une joie pure que vous retrouvez lorsque vous vous apercevez que vous êtes à cet instant dans un espace parfait qui est représenté en vous en une ligne imaginaire qui vous traverse en un point parfait de l'Univers.

Cette joie, vous l'avez tous traversée au moins une fois sans vous demander pourquoi à ce moment ce filament qui vous traverse s'est ainsi illuminé.

Mes enfants, je vous le dis : ce filament qui est en vous a pris son incandescence parce que justement vous avez décidé en cet instant saint de rechercher à retrouver à vous perdre.

Vous pouvez décider de perdre ce qui vous relie aux illusions que vous vous êtes créées.

Il ne s'agit pas ici de vous demander de lâcher ce monde, mais d'accepter de le perdre pour pouvoir le retrouver avec cette joie qui vous est traversée pour vous transporter loin de votre chaos.

La joie que vous retrouvez vous renforcera si vous considérez qu'elle vous fait perdre les liens que vous gagnerez.

Soyez dans cette ambivalence de vie où l'instant que vous rejoignez vous fait perdre ce que vous gagnez en l'abandonnant car il n'existe pas de plus belles victoires que celle de l'abandon de soi pour enfin se retrouver.

15 - LA GUÉRISON PAR L'ÂME

La joie qui vous est parvenue a inondé votre être d'un immense bonheur, car bonheur et joie sont intimes, et leur rencontre est pour vous le moyen de faire fuser en vous une puissance de guérison qui vous imprégnera jusqu'au plus profond de votre être, en lui diffusant un souffle de guérison qui se répandra si vous acceptez de la recevoir.

Ce souffle divin de guérison ventilera toutes les cellules de votre cœur par la seule intention que vous lui accordez.

Ayez « conscience » en cet air pur qui vous abreuvera d'un doux espace de paix qui régnera en vous comme un temple qui trône en son cœur : paisible et à l'écoute.

Cette écoute est celle de la guérison qui vous offre cet air divin.

Elle sera votre écoute, et ne tentez pas de l'entendre car le doux murmure qu'elle vous offre est une voix qui vous est inaudible car elle résonne en vous sans que vous puissiez tendre l'oreille.

Seul le cœur peut vous aider à discerner son son mélodieux et éparse qui se propagera en vous comme l'Odyssée de votre vie qui imprègne l'Eternité.

Cette Odyssée, laissez-la se diffuser en vous car elle est votre savoir et vous n'aurez pas besoin de l'entendre pour la voir.

Elle s'imprègne en vous comme la brume qui se répand dans le ciel.

Cette épaisse fumée blanchâtre se reflète dans votre corps comme les faisceaux d'un miroir qui vous pénètrent par la vue.

Ne sous-estimez pas ce souffle divin qui ventile votre corps d'un air subtil qui vivifie vos cellules de l'Amour Divin qui se propulse dans toutes vos cellules lorsque vous réalisez que l'ombre qui vous est indue est une inepsie.

Votre traversée sur cet étang se fera sans encombre si vous prenez le temps de vous convaincre de lire en vous et de transcrire vos pensées, vos paroles et vos actes en une conjugaison de chapitres qui finalement composent votre histoire unique car votre livre vous appartient. Vous en êtes son auteur avant d'en être son lecteur. Suivez-vous et amusez-vous de lire ce que vous avez bien voulu vous écrire. Vous vous rendrez finalement compte que les chapitres qui composent votre histoire sont ceux de vos espoirs, et les suivre constituent votre guérison.

Votre Âme est votre auteur. Vous êtes son acteur. Agissez ensemble, et ces chapitres seront pour vous l'histoire d'une vie parfaitement heureuse.

La guérison vous appartient. Elle est en vous, sachez-le.

Je sais que vous vous demandez comment guérir des pires souffrances auxquelles vous vous exposez dans cette vie sans le vouloir. Je dis : sans le vouloir de l'Âme.

Sachez que ces souffrances que vous emmagasinez sont les vôtres et que rien ne vous était imposé. Vous avez traversé ces souffrances qui vous ont contraints à penser que je vous avais abandonnés et que la somme de vos souffrances correspondait à une effroyable injustice de vie.

Vous aviez le choix de les vivre ou pas : rappelez-vous de ceci.

Vous êtes votre seul maître et je ne saurais en aucune manière contrarier ce que vous vous êtes créé.

Vous vivez ce que vous vous donnez car vous recevez ce que vous vous donnez.

Ayez conscience que ce que vous vous produisez vous est dû.

16 - LES SOUFFRANCES DU CORPS ESTOMPÉES

Vous passez vos instants à tenter de guérir des maux que vous vous créez.

Votre corps est votre temple, et ce que vous honorez vous est retourné. Saluez-le comme s'il s'agissait de votre propre demeure. Une demeure dans laquelle vous vous installez en hôte car vous êtes votre propre invité.

Vous vivez ce que vous voulez bien vous offrir.

Regardez cette bâtisse que vous vous êtes construit. Elle repose sur vos fondations qui sont vos pensées, vos murs qui sont vos paroles et vos charpentes qui sont vos actes. Vos actes resplendissent et forment votre toit.

Vous ne pouvez pas bâtir vos joies sur la construction de vos peines, de vos jugements ou de vos critiques, car une fondation non noble ne saurait supporter des actes qui subliment vos pensées.

Ces pensées, que vous avez eu l'habitude de travestir en une multitude d'ondes qui n'avaient pour seul but que de nuire, sont l'orée de votre existence. Construisez-vous une orée qui saurait abriter avec douceur vos actions, et vous verrez votre vie transformée. Car votre vie est votre propre production.

Agissez comme si vous récoltiez en chaque instant le fruit de votre production car en fait, mes enfants je vous le dis, vous êtes votre propre producteur et votre récolte constitue votre récompense.

Cette brume qui navigue en vous dorénavant, ne la corrompez pas et faites la correspondre à ce que vous vous construisez, car vos souffrances que vous vous créez s'atténueront si vous prenez conscience qu'amertume et santé ne constituent pas un socle commun mais des compartiments qui empêchent l'un et l'autre de se mouvoir.

Vous vous êtes consentis mutuellement à vous accorder et ne faire qu'un. Cette alliance que vous initiez ne saurait recevoir le seuil de votre tourmente car cette guérison que vous recherchez tant dans vos vies repose sur vos fondations.

Ces fondations que vous honorez tant à vous les attribuer sont la nature de vos pensées qui peuvent à votre convenance être votre tourmente ou vous être salvatrices.

Concevez-le : votre santé est le résultat que vous estimez accorder à la nature de ce que vous pensez. Vous êtes les maîtres de votre vie, et vos créations vous appartiennent tout autant que vos actions.

Actions et créations constituent vos dons, les dons que vous vous faites, que vous donnez et dont vous héritez. Il vous suffit de prendre conscience de ce seul fait pour faire de votre santé une harmonie de vie entre votre Âme et votre corps divin.

Cette harmonie prendra naissance le jour, ou plutôt l'instant, où vous *re-connaîtrez* que l'alliance de la pensée et de l'action est pour vous votre seul antidote.

Je sais que beaucoup d'entre vous sous-estiment cette puissance. Mais gardez à l'esprit que votre pensée est votre création. Vous pouvez sur le champ prendre le gouvernail de votre santé en *re-connaissant* être son capitaine.

La solution vous est simple. Inutile donc de vous la compliquer. Replongez dans votre cœur à chaque nouvelle tourmente et vous irez mieux parce que vous vous sentirez allégés.

Les souffrances de votre espérance disparaîtront pour laisser place à une quiétude de tous les instants où il suffira de faire confiance à votre Âme qui construira en vous votre paix.

La paix de votre Âme survit à tout, même aux plus colossales tourmentes que vous vous êtes infligées, car il n'existe pas de plus faibles tourmentes que celles que vous vous créez. Elles vous sont illusoires et prennent constance dans votre réalité que vous vous construisez lorsque vous leur donnez vie.

Vos souffrances seront estompées à l'instant même où vous comprendrez ce qui vous est enfin dû, car vous ne pouvez pas chercher à posséder ce que vous possédez déjà. Comprenez ceci.

17 - LA GUÉRISON DU CORPS DIVIN PAR SON ÂME

C'est en cessant d'apprendre que vous comprendrez, car inutile de chercher l'appréhension car elle vous comprimera en même temps qu'elle fustigera votre compréhension.

La guérison de vos souffrances est pour vous une issue des plus faciles si vous concevez que vous êtes à la fois une unité et une unicité. Souvenez-vous de cela.

Votre origine se confond dans un espace infini qui vous unit à votre unicité. Le comprendre, c'est vous l'approprier enfin et *re-connaître* qu'elle vous tend les bras pour vous enlacer.

Votre unité au divin est votre unique appartenance et la serait pour vous le plus merveilleux cadeau que vous puissiez vous faire.

Réalisez-ceci et plongez dans cette unité de chaque instant qui fondera en vous votre temple de guérison. La lumière qui transcende dans chaque cellule de votre être vous est éternelle et d'une infinie puissance. Elle effacera en vous vos maux à condition que vous admettiez que les souffrances que vous vous produisez à chaque instant vous sont autant illusoires qu'elles vous desservent.

Vous ne pouvez pas boire une eau qui pollue votre corps.

Acceptez dès à présent de vous purifier en comprenant votre divine essence.

Les maux vous quitteront si vous admettez enfin que vous êtes l'ambassadeur de votre vie avant même d'être son acteur. Vous jouez une pièce de théâtre dans laquelle tous les chemins de vie vous ont été tracés.

Prenez le chemin qui vous guidera vers une heureuse scène qui mettra fin à la précédente, car chaque scène de votre divine vie vous est unique et supplante majestueusement la précédente en la faisant vivre en elle-même.

Je sais que cette phrase vous est incongrue ; mais ne tentez de la saisir car elle est déjà en vous avant même que vous tentiez d'en rechercher le sens. Il vous est certainement arrivé de saisir un fait, une situation, une phrase avant même que vous fassiez appel à votre réflexion. Sachez que votre réflexion n'est que l'appropriation des éléments qui vous entourent et qu'elle vous a guidés tant de fois que vous êtes parvenus à chasser de vous le reflet de votre intuition qui pourtant vous montrait le chemin que vous auriez pu emprunter.

Ce reflet est furtif. Il disparaît immédiatement après que votre réflexion l'ait recouvert. Cette réflexion, qui vous a autant guidés que dispersés, est le fruit d'un mental que vous avez appris à méconnaître.

Cet apprentissage fallacieux vous a conduits à refléter en vous votre inconstance à vous connaître.

Votre reflet vous est éternel, telle cette brume qui vous traverse. Votre guérison réside dans ce détachement à vous méconnaître pour laisser place à cette connaissance vertueuse qui vous précipitera dans une oasis de bonheur, délivrés de vos souffrances dont la plupart sont issues de votre volonté de persévérer dans cette voie illusoire qui vous ombrage votre vie d'un voile qu'il vous suffit d'ôter avec la plus simple expression qui consiste à vous abandonner à vous et de cesser de vous torturer en alliant votre corps dans ce périple dont l'équation est de vous faire cesser d'aimer.

L'amour est votre guérison et transformera votre souffrance en pleine santé par une distillation de votre perception et une osmose avec votre cœur qui rayonnera en vous comme un torrent qui vient échouer sur la terre.

Vous êtes votre propre faiseur d'expériences : ces expériences sillonnent votre vie et la transforme avec les ingrédients que vous décidez de distiller ou de fertiliser. Soyez dans cette révélation de cette union entre votre corps et votre Âme et l'alchimie vous sera due.

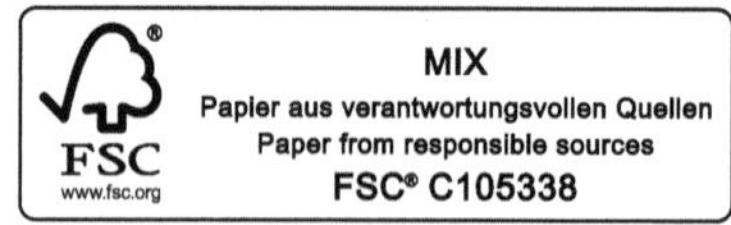

Printed by Books on Demand GmbH, Norderstedt / Germany